SCIENCE — VÉRITÉ — JUSTICE

SOCIÉTÉ

DE

MÉDECINE LÉGALE

DE PARIS

Fondée le 10 Février 1868

INSTRUCTION PRATIQUE

SUR LES RÈGLES A SUIVRE POUR PROCÉDER A L'EXAMEN DES POUMONS

ET AUX EXPÉRIENCES DE

DOCIMASIE PULMONAIRE HYDROSTATIQUE

DANS LES EXPERTISES MÉDICO-LÉGALES

EN MATIÈRE D'INFANTICIDE

PARIS

LIBRAIRIE J.-B. BAILLIÈRE ET FILS

RUE HAUTEFEUILLE, 19

Près du boulevard Saint-Germain

1872

Extraits des Statuts et du Règlement de la Société.

La Société de médecine légale, fondée à Paris, a pour but de faire progresser la science, et de prêter un concours désintéressé dans toutes les circonstances où elle peut être consultée dans l'intérêt de la justice.

Les rapports, rédigés par les membres de la Société, à l'occasion des diverses questions discutées dans son sein, ayant un intérêt purement scientifique ou professionnel, ne peuvent obliger les membres desquels ils émanent à répondre en justice, soit comme témoins, soit comme experts.

Les Membres de la Société sont choisis parmi les personnes qui cultivent une branche quelconque des sciences médicales (médecins, pharmaciens, chimistes, naturalistes, etc.) et parmi celles qui s'occupent de droit et de jurisprudence (magistrats et avocats).

Tout candidat au titre de membre titulaire ou correspondant doit adresser à la Société une demande écrite et la faire appuyer par deux membres.

Le nombre des membres titulaires est fixé à soixante.

Le nombre des correspondants nationaux ne doit pas dépasser cent; sept au plus dans le même ressort de Cour d'appel.

La Société décide, en temps opportun, le nombre de places de membres titulaires ou correspondants nationaux qu'il y a lieu de déclarer vacantes pour chaque élection.

La Société se réunit en séance ordinaire le second lundi de chaque mois, à trois heures et demie, sauf pendant les mois de septembre et d'octobre, époque de ses vacances.

Elle se réunit en séance extraordinaire toutes les fois qu'après délibération du Conseil d'administration l'urgence de sa réunion est reconnue nécessaire. Ses séances sont publiques.

Les travaux de la Société sont publiés dans les *Annales d'hygiène publique et de médecine légale*, puis réunis en fascicules, qui forment tous les deux ans un volume in-8 de 600 à 700 pages.

INSTRUCTION PRATIQUE

SUR

LES RÈGLES A SUIVRE POUR PROCÉDER A L'EXAMEN DES POUMONS

ET AUX EXPÉRIENCES DE

DOCIMASIE PULMONAIRE HYDROSTATIQUE

DANS LES EXPERTISES MÉDICO-LÉGALES

EN MATIÈRE D'INFANTICIDE

PAR

A. DEVERGIE,

Membre de l'Académie de médecine et du Conseil d'hygiène et de salubrité,
Médecin honoraire des hôpitaux de Paris,
Ancien Président de la Société, etc.

[La Société de médecine légale ayant eu, dans divers cas où elle a été consultée pour des affaires d'infanticide, l'occasion de constater que les rapports médico-légaux, dont on lui donnait communication, étaient souvent fort incomplets au point de vue des expériences de docimasie pulmonaire, a chargé M. Devergie de poser les règles à suivre pour procéder à ces expériences, et de rappeler les conclusions qu'on en peut déduire.]

BUREAU DE LA SOCIÉTÉ DE MÉDECINE LÉGALE

POUR L'ANNÉE 1872.

PRÉSIDENT............ MM. BÉHIER, professeur à la Faculté de médecine.

VICE-PRÉSIDENTS .... HÉMAR, avocat général.
MIALHE, membre de l'Académie de médecine.

SECRÉTAIRE GÉNÉRAL.... GALLARD, médecin de l'hôpital de la Pitié.

SECRÉTAIRES DES SÉANCES. LADREIT DE LA CHARRIÈRE, médecin de l'institution des Sourds-muets.
HORTELOUP, avocat à la Cour de cassation.

ARCHIVISTE. .... JULES FALRET, médecin de l'hospiçe de Bicêtre.

TRÉSORIER .... MAYET, membre de la Société de pharmacie.

INSTRUCTION PRATIQUE

SUR LES RÈGLES A SUIVRE POUR PROCÉDER A L'EXAMEN DES POUMONS ET AUX EXPÉRIENCES DE DOCIMASIE PULMONAIRE HYDROSTATIQUE, DANS LES EXPERTISES MÉDICO-LÉGALES, EN MATIÈRE D'INFANTICIDE.

L'article 300 du Code pénal est ainsi conçu :

« Est qualifié infanticide le *meurtre* d'un enfant *nouveau-né*. »

Le mot *meurtre*, synonyme d'homicide volontaire (art. 295, Code pénal), indique tout d'abord dans quelle mesure doit s'opérer l'intervention du médecin.

1° Recherche des blessures ou des moyens employés pour éteindre la vie de l'enfant nouveau-né.

2° Donner la preuve que l'enfant était vivant au moment où a eu lieu l'attentat à la vie.

Quelques médecins s'occupent de la *viabilité* à propos de l'infanticide. On cite même des exemples de tribunaux qui ont posé la question dans des débats.

La viabilité n'a aucun rapport avec les questions d'infanticide. Elle ne peut être invoquée qu'à l'occasion des questions qui se rattachent à la *paternité*, aux *successions*, aux *donations* ou aux *testaments*.

Il importe peu que l'enfant soit né *viable* ou *non viable ;* ce qui importe essentiellement, c'est l'*existence de la vie.* Rien de plus.

La preuve de la vie de l'enfant au moment de la naissance peut être acquise par deux ordres de faits : ou par des lésions qui portent avec elles le cachet très-nettement accusé de la vie ; ou par la respiration établie *complétement* ou *incomplétement* dans les poumons à la naissance ou après la naissance de l'enfant.

Je dis *complétement* ou *incomplétement*, attendu qu'aux yeux de la loi, il ne s'agit pas de savoir *combien de temps l'enfant a vécu*, mais seulement s'il était *vivant*, au moment où il a été homicidé.

Qu'une respiration *très-imparfaite* devienne aux yeux des magistrats et des jurés un motif d'application de circonstances atténuantes, très-bien ; mais pour le médecin, il **y a** dans cette condition une *preuve de la vie de l'enfant*.

L'examen des blessures qui portent avec elles le cachet de la vie et qui peuvent être constatées sur un enfant dont les poumons n'ont pas été le siége de l'établissement de la respiration, rentre dans l'étude générale de l'infanticide.

Nous ne voulons nous occuper ici que des moyens à l'aide desquels on peut démontrer l'existence ou l'absence de la *respiration*.

Ces moyens se composent : 1° de l'*examen physique des poumons ;* — 2° *de la docimasie hydrostatique*, deux ordres de recherches qui se relient essentiellement entre eux, qui s'enchaînent l'un à l'autre et qui ne doivent jamais être séparés.

Commençons par établir les conditions dans lesquelles il faut se placer pour la vérification de ces deux ordres de faits.

Le corps de l'enfant étant étendu sur le dos, on pratique deux incisions obliques à la paroi antérieure de la poitrine ; on les dirige de bas en haut sur les cartilages des côtes au voisinage de chaque extrémité costale, dans la partie la plus éloignée du sternum, et on les prolonge en haut jusqu'à l'articulation des clavicules avec le sternum.

On réunit ces deux incisions à leur partie inférieure,

au moyen d'une troisième incision transversale, que l'on opère immédiatement au-dessus de l'insertion du diaphragme, au rebord des côtes.

Ces trois incisions circonscrivent ainsi un lambeau triangulaire à base inférieure, qui comprend le sternum et les cartilages des côtes. La poitrine est seule ouverte.

On relève alors le lambeau par sa base en détachant le péricarde du sternum; puis on désarticule avec soin chaque clavicule de manière à *ne pas intéresser les gros vaisseaux sous-jacents.*

Alors, on prolonge en haut, le long du cou, les deux premières incisions, pour les réunir au devant du larynx.

On a ainsi mis à nu de bas en haut : le cœur dont le péricarde a été ouvert, les deux poumons, les gros vaisseaux qui se rendent au cœur, le thymus, une partie de la trachée-artère et le larynx.

Les côtes se sont écartées à droite et à gauche; elles ont mis à nu les poumons dans une grande partie de leur surface.

C'est alors que l'on doit procéder à un *examen physique d'ensemble.*

L'expert peut être frappé de deux aspects opposés : ou les poumons, non putréfiés d'ailleurs, sont ramassés vers le fond de la poitrine et ne paraissent pas l'avoir remplie; ou, au contraire, ils sont volumineux, semblent constituer une sorte de trop-plein dans la poitrine et recouvrent le cœur en avant. Dans le premier cas, c'est une *présomption d'absence* de respiration; dans le second, c'est une *présomption* de *respiration.*

Vaisseaux: sont-ils *pleins de sang?* cet état tend à faire présumer la mort par asphyxie, lorsque ce sont les veines qui sont distendues. Les vaisseaux sont-ils vides *avec parois accolées?* cet état peut se relier à des conditions de mort par syncope; *les veines* sont-elles distendues par des gaz ? *présomption* de putréfaction déjà accusée.

Cœur : est-il plein de sang à droite? *présomption* de mort par asphyxie. Est-il distendu par des gaz? *indice* de putréfaction.

Thymus : est-il charnu, souple, sans crépitation? état sain de cet organe.— Est-il crépitant? indice d'une putréfaction déjà avancée.

Examen physique des poumons. — Le tissu des poumons peut présenter trois aspects différents : 1ᵉʳ *Aspect :* le tissu peut être charnu, de la couleur du foie; formé de petits lobules séparés entre eux par un tissu lamelleux lâche qui dessine autour de chaque lobule une circonférence ombrée. Chaque lobule a une forme plus ou moins quadrilatère. Examinés avec soin, on n'aperçoit à la surface des poumons aucun vaisseau, aucune vésicule. Ce sont là de *fortes présomptions* d'absence de respiration.

2ᵉ *Aspect.* — Le tissu est souple, aéré, mou, quelquefois même crépitant; la surface des poumons est rosée ; on voit s'y dessiner des milliers de vaisseaux capillaires remplis de sang ; en examinant la surface pulmonaire avec soin à l'œil nu, ou à la loupe, au reflet d'une lumière vive, et surtout au soleil, on y reconnaît très-distinctement les vésicules pulmonaires distendues par de l'air et dont les parois sont parcourues par les petits vaisseaux dont nous venons de parler. Ce sont là des *indices* de respiration *d'une grande valeur*.

Un état intermédiaire peut exister dans les cas de *respiration incomplète.* Alors le tiers ou la moitié supérieure des poumons se trouve dans les conditions du second aspect et la moitié inférieure des poumons a conservé la physionomie du premier.— (Lorsque la respiration commence à s'établir, elle se fait d'abord par le sommet des poumons et elle gagne la base de ces organes de proche en proche, au fur et à mesure qu'elle prend de l'extension. Cette circonstance explique l'état que nous venons de décrire.)

3° *Aspect.* — Le tissu pulmonaire a conservé la couleur des poumons dans lesquels la respiration n'a pas eu lieu, et cependant, en les pressant entre les doigts, ils présentent quelquefois une certaine crépitation. Il y a plus : on voit manifestement entre les lobules charnus des poumons une série de bulles gazeuses; mais ce sont de grosses bulles qui varient de la grosseur d'un grain de millet à celle d'une lentille. Ces bulles sont presque toujours allongées, parce qu'elles suivent les sinuosités de la circonférence des lobules pulmonaires. Ce sont là les *indices* de la *putréfaction gazeuse avec absence de respiration.*

Jusqu'alors l'examen physique des poumons n'a donné que des *présomptions* ou des *indices* de respiration ou d'absence de respiration.

La *docimasie hydrostatique* à laquelle il faut toujours arriver va résoudre la question. Voici comment elle doit être pratiquée :

Inciser au préalable la trachée-artère, afin de voir si elle renferme du sang, de l'eau, de l'écume ou mousse fine colorée ou non colorée.

Séparer la trachée de la colonne vertébrale et la détacher de haut en bas en enlevant avec elle le thymus, le cœur et les poumons.

Mettre dans un vase plein d'eau cette masse d'organes et l'abandonner à elle-même.

Trois phénomènes peuvent avoir lieu :

1° Il y a *immersion totale* et la masse va au fond de l'eau.

2° Il y a *surnatation.*

3° L'ensemble des organes *reste entre deux eaux.*

L'*immersion* pas plus que la *surnatation* ne prouvent l'ab-

sence ou l'*existence absolues* de la respiration lorsquela docimasie hydrostatique est pratiquée sur cet ensemble d'organes. Cette opération préalable ne donne que des *présomptions.*

Ainsi, l'immersion est-elle *complète* et *rapide :* c'est une *présomption* d'absence de respiration, mais on comprend que si la respiration ne s'est établie que très-imparfaitement, dans les sommets des poumons par exemple, les poumons soient entraînés au fond de l'eau par le poids du cœur et du thymus.

Si, au contraire, la presque totalité de la masse entre dans l'eau et que les sommets des poumons surnagent, c'est une *présomption* de respiration.

De même, le thymus putréfié et plein de gaz avant la putréfaction des poumons qui ne survient que plus tard, peut retenir à demi-natation les autres organes, quoiqu'il y ait *absence* de respiration.

Ce premier essai est nécessaire pour établir tout d'abord *les causes possibles de la surnatation ou de l'immersion*, mais il n'est pas indispensable pour démontrer l'existence ou l'absence de la respiration; il permet de résoudre des questions incidentes qui peuvent faire le sujet d'objections plus ou moins fondées dans les débats.

La docimasie hydrostatique repose tout entière sur ce fait, que le tissu pulmonaire étant plus dense que l'eau avant l'établissement de la respiration, les poumons qui n'ont pas respiré, plongés dans l'eau, doivent aller au fond de ce liquide; tandis que la pénétration de l'air dans le tissu pulmonaire par le fait de la respiration ou par un développement spontané de gaz résultant de la putréfaction, rendant ce tissu beaucoup moins dense que l'eau, les poumons doivent surnager et rester à la surface du liquide.

Une seconde opération docimasique doit donc être pratiquée sur *chaque poumon isolément*, après l'avoir détaché du cœur, du thymus et de la trachée-artère.

Dans ce cas, on peut tirer de *l'immersion* et de la *surnatation* de chacun de ces organes des présomptions beaucoup plus grandes *d'absence* ou *d'existence* de respiration; mais ce ne sont encore que des *présomptions*.

Seulement il est nécessaire d'observer le genre de surnatation ou d'immersion qui peut se produire alors; tenir compte de la partie de chaque poumon qui reste à la surface et de celle qui plonge dans l'eau, attendu que devant couper ultérieurement par petits morceaux chacun des poumons il ne serait plus possible alors de savoir quelle est la partie des poumons qui a respiré et de la distinguer de celle où la respiration n'a pas eu lieu.

La certitude sur l'existence ou l'absence de la respiration ne peut être obtenue que par une troisième épreuve de docimasie hydrostatique : *celle-là seule est concluante*.

Prendre chaque poumon, le couper avec des ciseaux par petits morceaux du volume d'une noisette; mettre chacun d'eux successivement dans l'eau, et alors, *soit qu'ils surnagent, soit qu'ils aillent au fond de l'eau*, les presser entre les doigts *sous l'eau* et assez fortement.

1re *Hypothèse*. — Il peut ne rien sortir du tissu pulmonaire par la pression. Dans ce cas, cette portion de poumon qui ne surnageait pas avant sa compression, va au fond de l'eau comme avant; dès lors on en conclut *qu'elle n'a pas été le siége de la respiration*.

Si le résultat est le même pour toutes les parties de chaque poumon, la conclusion à tirer de l'expérience c'est *l'absence complète de la respiration*.

2e *Hypothèse*. — Le fragment de poumon comprimé sous l'eau entre les doigts laisse échapper une série de bulles *extrêmement fines*, formant mousse à la surface de l'eau, ainsi que *quelques traces* de sang; puis abandonné à lui-même, il remonte à la surface de l'eau malgré la forte compression qu'il a subie; *c'est une preuve certaine de l'existence de la respiration.* La respiration s'est établie dans toute l'étendue de chaque poumon, si *tous les fragments* se comportent de la même manière.

3° *Hypothèse.* — Le fragment de poumon coupé et mis à l'eau *surnage.* On le prend entre les doigts, on le comprime sous l'eau et il s'en échappe des bulles d'un certain volume qui se crèvent en général à la surface de l'eau. Puis abandonnant la portion comprimée à elle-même, au lieu de revenir à la surface de l'eau, *elle va au fond du liquide;* c'est la preuve d'*absence de respiration*, et d'un *état de putréfaction* gazeuse qui s'est établi entre les lobules pulmonaires non pénétrés d'air.

Les conditions de la seconde hypothèse, sauf le suintement sanguinolent, se trouvent au même degré dans le cas de l'insufflation des poumons, cas tout à fait insolite, qui ne s'est jamais présenté et qui suppose une simulation d'infanticide. Nous dirons dans notre résumé ce qui distingue l'*insufflation* de la *respiration.*

RÉSUMÉ.

Preuves de la respiration. — 1° Poumons paraissant *remplir* la capacité de la poitrine et recouvrant le cœur, lorsque la respiration a été complète.

2° *État rosé* de la surface pulmonaire, myriades de petites vésicules à cette surface, visibles à la loupe et à l'œil nu.

Les parois de ces vésicules parcourues par des *vaisseaux capillaires* très-fins.

3° *Surnatation* des poumons alors même qu'ils sont mis dans l'eau avec le cœur et le thymus, lorsque la respiration a eu lieu dans toute l'étendue des poumons.

4° Coupés par petits fragments du volume d'une noisette chaque fragment se tient à *la surface de l'eau avant sa compression*. La *surnatation est incomplète*, lorsque la respiration a été limitée à une portion des poumons ; un certain nombre de fragments se tiennent à la surface de l'eau, tandis que d'autres vont au fond du liquide.

Fortement comprimés entre les doigts sous l'eau, ils laissent échapper une série de bulles très-fines qui se réunissent sous forme de mousse, en même temps qu'il s'échappe un peu de sang, après quoi chaque fragment revient à la surface de l'eau, *malgré la compression plus ou moins répétée entre les doigts*.

L'ensemble de ces faits et expériences *donne la preuve que l'enfant a respiré ; complétement*, si tous les fragments reviennent à la surface de l'eau après la compression ; *incomplétement*, si une partie seulement revient à la surface du liquide.

Preuves d'absence de respiration.

1re *Hypothèse*. — 1° Les poumons sont à tissu compact, de la couleur de foie d'adulte. On n'y aperçoit pas de traces de vésicules.

2° Les poumons mis dans l'eau avec le cœur et le thymus vont au fond de l'eau.

Les poumons mis isolément dans l'eau se rendent au fond de l'eau.

3° Les poumons coupés par petits morceaux, chaque morceau va au fond de l'eau.

Comprimés entre les doigts, ils ne laissent pas échapper de gaz.

Abandonnés à eux-mêmes après la compression, ils retournent au fond de l'eau. *La respiration n'a pas eu lieu.*

2ᵉ *Hypothèse*. — 1° Les poumons sont constitués par un tissu compacte et de la couleur du foie d'adulte, mais on aperçoit çà et là à leur surface des bulles gazeuses oblongues et d'un volume variable depuis celui d'un grain de millet jusqu'à celui d'une lentille, mais pas de vésicules pulmonaires.

2° Mis dans l'eau avec le cœur et le thymus, ils surnagent ou vont très-lentement au fond de l'eau.

3° Chaque poumon mis isolément dans l'eau présente l'un ou l'autre phénomène.

4° Il en peut être de même de chacune des petites portions de poumon mises dans l'eau.

5° Chaque petit fragment de poumon comprimé sous l'eau laisse échapper quelques bulles gazeuses très-distinctes et qui crèvent à la surface, puis, abandonné à lui-même, chaque fragment gagne le fond de l'eau.

La respiration n'a pas eu lieu, mais il s'est développé des *phénomènes de putréfaction gazeuse* dans le tissu pulmonaire.

INSUFFLATION.

Elle ne se distingue de la respiration que par l'aspect extérieur du tissu pulmonaire ; les poumons, plus ou moins distendus par de l'air, sont d'un *blanc mat ;* on y voit les vésicules pulmonaires dilatées, *mais il n'existe aucune trace de vaisseaux* ou *arborisations capillaires* donnant aux poumons la *teinte rosée* qui leur est propre lorsque la respiration s'y est établie.

L'insufflation suppose d'abord l'intention criminelle de faire croire à un infanticide. Ensuite, comme il est difficile de la pratiquer de bouche à bouche ; qu'il y a lieu d'introduire une sonde dans les voies aériennes de l'enfant, ce qui

ne peut être fait que par une personne initiée à l'art de gué-
rir, il n'est pas surprenant que l'expert en matière d'infanticide ne se soit jamais trouvé en présence d'une insufflation
des poumons (1).

(1) Nous avons exposé les règles de la docimasie hydrostatique dans
leurs formules les plus simples ; nous renvoyons aux traités *ex professo*
les détails qui peuvent se rattacher à son exécution et à ses interpréta-
tions diverses.

COMMISSION PERMANENTE.

Une Commission permanente, composée du Président, du Secrétaire général et de neuf membres titulaires, est chargée de recevoir, dans l'intervalle des séances, toutes les demandes d'avis motivés qui peuvent être adressées à la Société de médecine légale, et d'y répondre immédiatement, s'il y a lieu.

La Commission permanente se réunit selon les besoins et délibère d'urgence, dans l'intervalle des séances.

Les décisions de la Commission permanente sont prises à la majorité des membres présents ; elles doivent réunir au moins quatre voix.

La Commission permanente peut, selon la nature des questions à résoudre, s'adjoindre un ou plusieurs membres de la Société.

Composition de la Commission permanente pour l'année 1872.

MM. BÉHIER, *Président.*

    GALLARD, *Secrétaire général.*

    CORNIL, agrégé à la Faculté de médecine.

    DEVERGIE, membre de l'Académie de médecine.

    DOLBEAU, professeur à la Faculté de médecine.

    GUÉRARD, membre de l'Académie de médecine

    HÉMAR, avocat général.

    HORTELOUP, chirurgien des hôpitaux.

    LADREIT DE LA CHARRIÈRE, médecin en chef des Sourds-Muets.

    PENARD, docteur en médecine.

    VERNOIS, membre de l'Académie de médecine.

LA SOCIÉTÉ DE MÉDECINE LÉGALE tient ses séances le second lundi de chaque mois, à *trois heures et demie*, à l'École de médecine (salle des Thèses). Ses séances sont publiques.

Toutes les correspondances, manuscrites ou imprimées, doivent être adressées *franco* à M. le docteur T. GALLARD, *Secrétaire général,* rue MONSIGNY, Nº 7, à Paris.

Paris. — Imprimerie de E. MARTINET, rue Mignon, 2.